I0837752

Como terminarlo las hemorroides, las fisuras anales y estreñimiento

Un testimonio real, preciso y detallado

primera edición.

Lise Desjardins

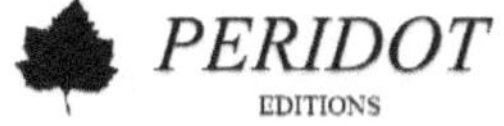

PERIDOT
EDITIONS

Indice

Dedicación

Dedico esta pequeña obra a ustedes, mis queridos lectores, así como a todas las personas a su alrededor que sufren de estreñimiento y hemorroides. Confía en tu capacidad de curación.

Te deseo lo mejor

Lise Desjardins

Descargo de responsabilidad

Este opus no es una receta y no se basa en ningún diagnóstico. Es solo una cuestión de compartir mi viaje volviendo sobre los consejos en materia de higiene de la vida y la salud que me dieron. No se recomienda ningún producto. Los que me ayudaron no son las drogas, sino los alimentos o suplementos naturales.

Sería simplista si mi historia personal se transpusiera a la del lector.

En cualquier caso, este texto de ninguna manera puede reemplazar un diagnóstico médico y reemplazar los medicamentos recetados por médicos de confianza. Consulte rápidamente No es necesario ser demasiado modesto. La profesión médica ha visto mucho peor.

Me parece esencial advertirle que el estreñimiento crónico no es inofensivo y en algunos casos puede ser un síntoma de una enfermedad más grave que requiere atención hospitalaria de emergencia (por ejemplo, obstrucción intestinal).

Por lo tanto, es esencial hablar con médicos y profesionales de la salud de confianza, tomándose el tiempo para escucharlo y llevar a cabo todos los exámenes y análisis de salud necesarios o llamar a los servicios de emergencia si es necesario.

Del mismo modo, la enfermedad hemorroidal interna puede complicarse por un prolapso trombosante que es una emergencia real. Consultar !

Introduccion

¿Por qué escribir un artículo sobre estreñimiento y hemorroides cuando no soy médico ni profesional de la salud ?

He notado en mi entorno que muchas personas sufren de estreñimiento crónico y hemorroides, a pesar de los diferentes remedios : " hogar ", aconsejado en los medios o por diferentes médicos.

Habiendo sufrido este flagelo yo mismo, sé cuánto puede arruinar la vida cotidiana.

Le sugiero que comparta aquí cómo logré superar completamente el problema del estreñimiento y no sufrir más de mis hemorroides.

Por supuesto, todos los cuerpos son diferentes, tienen sus propias historias y depende de cada uno de nosotros hacer nuestro propio camino hacia la curación.

Una historia antigua

Sufrí mi primera hemorroide a los 22 años después de mi primera y última media maratón. El dolor (leve, comprendí más tarde) duró unos días y se disipó concomitantemente con un tratamiento con ungüento Titanoreine©.

Muy ocasionalmente el dolor regresó y siempre fue aliviado por la famosa pomada, parece que me había obtenido en la farmacia sin consultar a un médico, el tema parecía demasiado vergonzoso.

No ignoraba totalmente el asunto, mi padre y mi abuela sufrían el mismo flagelo.

En ese momento, mi estilo de vida me permitió estar en una forma olímpica con una dieta cercana a la macrobiótica (muchos granos enteros, legumbres, soja, pescado y fruta) respetada al pie de la letra y más 20 horas de deporte por semana caracterizadas por cardio (trote de larga distancia, fuerza atlética que incluye una gran cantidad de peso muerto, sentadillas, press de banca, press, etc.).

Después de un evento de la vida, detuve el deporte y perdí ocho kilos y me encontré en el límite de un peso saludable. Mi entrada en el mundo del trabajo no hizo nada. No pude subir de peso.

No recuerdo exactamente cuándo comencé a sufrir de estreñimiento crónico, debo haber tenido 28 años. Recuerdo largos viajes de negocios con la necesidad de comer en un restaurante, largos días de estar sentado frente a la computadora, el estrés relacionado con mi desarrollo profesional y una vida personal complicada.

Estoy hablando del estreñimiento crónico. Más bien, se trataba estrictamente de heces muy duras, con bultos, de una circunferencia anormalmente grande, muy difícil de expulsar, y caracterizadas por la mañana por un tapón particularmente duro y ancho.

Tuve muchos movimientos intestinales, y lo que sucedió sucedió, un día en un viaje de negocios, presioné tanto para liberarme que causé, lo que aprendí mucho después, dos fisuras anales.

Comencé con un período muy largo, muy largo de automedicación con Titanoreine©.

No importa cuánto comí vegetales, nada ayudó. Las heces permanecieron muy duras intercaladas con diarrea, no menos dolorosa en la defecación.

Consulté esporádicamente a mi médico general que Macrogol© me ofreció, la crema Proctolog© todavía se comercializaba en ese momento.

Su reemplazo luego me ofreció una pomada de caléndula tipo Boiron y la ingesta de psyllium o Lactulose©. El psyllium parece haber tenido un efecto inicial pero no persistió con el tiempo.

Ya casi no comía, generalmente sopas, vegetales verdes, muesli y queso. Nada ayudó

Concomitante, llegué, ciertamente con Macrogol©, que tomé en el curso corto de automedicación para perturbar mi estómago, con elevaciones que me impedían dormir e irritaban mi garganta, arruinando mi voz de cantante lírico.

Mi médico me recetó el tratamiento s inhibidores de la bomba de protones (omeprazol ©, Ogast ©, © lansoprazol que estaba probando alterna). Me redujeron a consultar a un gastroenterólogo-proctólogo.

Después anoscopia, una gastroscopia y biopsia oeso -Gastroenterology duodenal en escena, el diagnóstico cayó :

- hemorroides acompañadas de dos fisuras anales,

- picadura pilórica abierta, corazón abierto, reflujo biliar, probablemente gastritis biliar pero no Helicobacter pylori.

El gastroenterólogo me sentenció a cirugía y a mi médico general a tratamiento con inhibidores de la bomba de protones de por vida.

No podía resignarme a la cirugía, dada mi dificultad para curarme de mis fisuras anales, mi estreñimiento no resuelto y la posibilidad de una recuperación larga y dolorosa y un éxito aleatorio.

Además, no podría resignarme tan joven a la toma continua de tratamiento médico, incluso si estos dispositivos son adecuados para muchas personas.

Por lo tanto, tengo en mi entorno a una persona con discapacidad motriz operada con éxito por prolapso o incluso personas que toman inhibidores de la bomba de protones sin problemas y para quienes la situación es adecuada.

Al mismo tiempo, me torcí la columna mientras me zambullía en la piscina. Bajo el consejo de mi médico general, consulté a un osteópata.

Lamentablemente, no pudo hacer nada por mí en comparación con mi espalda. Sin embargo, aproveché la sesión para contarle sobre mis problemas de digestión, me manipuló durante tres sesiones estomacales.

Concomitantemente, también tomé un té de hierbas contra el reflujo ácido bajo el consejo de mi profesor de voz en el herbalismo de Place Clichy en París (ya no recuerdo su formulación, excepto que contenía entre otros agar agar, liquen, posiblemente prunus).

Al mismo tiempo, pensé que mis problemas estomacales no estaban siendo ayudados por la caída de mi espalda debido a la inactividad física y estaba haciendo más para enderezarme.

Sin poder determinar si fueron estos tratamientos los que me ayudaron a sanar de mis picos de ácido / bilis o el regreso de mi cuerpo a la normalidad, el hecho es que estaba mucho mejor.

Los dolores se despertaron muy esporádicamente bajo un fuerte estrés. En caso de duda, tomaría 1 o 2 tabletas de Lansoprazol© en estas circunstancias . El dolor se fue.

Que solo como judías verdes, que bebo solo jugo de ciruela pasa, nada ayudó. El dolor de las heces era insoportable.

Algunas veces el estreñimiento se alternaba con diarrea. Esto no evitó el sufrimiento, aunque en este caso fuera menor.

Un día, pidiendo otra lata de Macrogol en una farmacia, un farmacéutico me sugirió que tomara probióticos en el refrigerador, en este caso Ergyphilus Comfort Intestinal Balance© de los laboratorios Nutergia.

Inmediatamente estaba mucho mejor, con heces significativamente mejoradas. Sin embargo, el dolor con la defecación, aunque menos severo, todavía estaba allí. Retomé periódicamente las cajas de Ergyphilus cuando regresó el estreñimiento (por ejemplo, después de un tratamiento antibiótico después de una infección de las encías).

Durante un examen médico de contratación en un nuevo puesto, conocí a un médico ocupacional que escuchaba con quien hablé sobre mis problemas. Me aconsejó que tomara fondos, incluidos Léoderm Santé© y la calidad de la piel basada en Omega 3, aceite de onagra, vitamina C, PP y B8, así como Piasclédine© con aguacate y aceite de soja. para promover la curación de mis fisuras anales. Complementé el cóctel con aceite de pescado durante varios meses.

Estaba mejor pero todavía tenía dolor.

Notablemente, la piel de mi cara, seca y áspera ya que siempre se había vuelto más suave.

Después de un seminario de motivación personal, me entrené para ponerme en contacto con personas que no conocía. Estaba en un viaje en tren y junto a mí estaba sentada una joven leyendo literatura sobre higiene. Terminé hablando con ella y ella me dijo que estaba en un entrenamiento profesional y estudiando naturopatía. Ella me explicó cuánto la naturopatía había cambiado su vida y la de quienes la rodeaban. Me dije que tenía que intentarlo.

Abrí las páginas amarillas, elegí un nombre inspirador para una persona también médico de farmacia e hice una cita. Después de un estudio en profundidad de mi caso, el naturópata me brinda :

- recomendaciones generales,

- un tratamiento de desintoxicación específico.

Regresé 3 meses más tarde nuevamente para las recomendaciones finales.

Recomendaciones generales

Es posible que ya conozca estos consejos o algunos de estos consejos generales. Admito que no controlé todo. En particular, era necesario evitar el abuso de los cereales. ¡Pensé que el muesli era bueno para la salud!

- Evite el abuso de los cereales, y si debe comerlos, déjelos en remojo durante unas horas antes de cocinarlos (en agua "nueva").

- Evite la harina blanca y el gluten (trigo, cebada, avena, centeno, espelta) : pasta, pan blanco ... Evite el arroz blanco.

- Favorezca los cereales enteros, enteros o semi-completos, el trigo ancestral (espelta pequeña o khamut) y sin gluten (quinua, trigo sarraceno, mijo, amaranto, arroz integral, lupino, etc.).

- Evite las grasas malas (saturadas y trans) : freír, margarina, aceite de palma, bollería, bollería, patatas fritas, carnes rojas, embutidos ...

- Favorecen las grasas vegetales poliinsaturadas ricas en :

Plantas Omega 3 : aceite orgánico orgánico prensado en frío de camelina, colza, lino, nueces, cáñamo, perilla para mantener fresco (adelgazan la circulación y hacen su flexibilidad a las membranas celulares).

Animales Omega 3 : pescado graso pequeño (sardinas, arenque, caballa, ocasionalmente salmón, atún, etc.).

Omega 6 : aceite de cártamo, bourache, onagra, semillas de calabaza ...

Omega 9 : aceite de oliva, aceitunas negras, semillas oleaginosas (almendras, nueces, avellanas, anacardos, semillas de calabaza, lino, girasol, sésamo ...)

- Evite los productos lácteos, especialmente las vacas : yogurt, leche, crema, mantequilla y queso ... (preferiblemente ovejas / cabras frescas con leche cruda, sin pasteurizar, una vez cada 15 días).

- Sin soja en todas sus formas (tofu, yogurt, leche).

- Aumente el consumo de frutas y verduras frescas de temporada (fuente abundante de vitaminas, antioxidantes, minerales, fibras) si no está congelado, pero evite las conservas. Los alimentos preferidos son verduras verdes cocidas (al vapor), verduras basificantes (calabaza, batata, etc.), fruta fresca madura o guisada (excepto cítricos), fruta roja (flavonoides) y fruta seca remojada (ciruelas pasas, higos). Evita las verduras crudas por un tiempo. Coma cítricos, espinacas, perejil y tomates, ricos en vitamina C.

- Tenga cuidado con las proteínas vegetales como las lentejas. Coma poco y siempre en combinación con vegetales cocidos. Pueden ser irritantes para los intestinos .

- Las frutas deben tomarse fuera de las comidas : 30 minutos antes o al menos 3 horas después de una comida. Es posible comer frutas y verduras juntos, en ausencia de cereales y productos animales.

- En la medida de lo posible, favorezca la cocción suave al vapor para no alterar las vitaminas y minerales. Evite las moléculas tóxicas debido a una temperatura demasiado alta y evite el microondas.

- Los alimentos deben ser orgánicos (si es posible después de la cosecha) y en temporada, lo más frescos posible y no desnaturalizados por la industria (refinación, colorantes, conservantes, sabores, azúcares agregados). Recuerda mirar los ingredientes.

- Beba suficiente (al menos ocho vasos al día). ¡Es absolutamente esencial! Si es posible, agua mineralizada muy ligeramente mineralizada (adecuada para la preparación de biberones). Estas aguas contienen pocos elementos disueltos y requieren poca actividad renal.

- Los alimentos que se deben evitar son las especias picantes o picantes, los platillos con salsa, el chocolate.

- Vaya a defecar tan pronto como sea necesario.

- No se demore en el inodoro, ya que el esfuerzo de empujar dilata las venas y promueve la aparición de la crisis.

- Intenta defecar en el equivalente a una posición en cuclillas, por ejemplo en un bote de cámara. Existen otras soluciones, como el uso por cualquier medio de un paso. Es suficiente levantar las rodillas para que estén por encima del nivel de la cadera y el busto se incline hacia adelante. También puede sentarse agachado por unos momentos antes de defecar.

- Evitar frote duro, limpiando después de defecar. Use compresas de agua, una ducha o un bidé.

- No te pongas ropa ajustada, de día o de noche. Sé que estas prendas están de moda pero son malas para la circulación sanguínea.

- Usar un cojín especial para hemorroides en forma de rosquilla. En caso de vergüenza, indique que no puede sentarse debido a una fractura de cóccix.

Premi è cura específica desintoxicación re

El tratamiento de desintoxicación fue el primer paso esencial en el tratamiento. El objetivo era limpiar el hígado durante 3 meses.

De hecho, las venas del ano drenan hacia el corazón cruzando el hígado (órgano maestro de la primavera).

Esto está involucrado en todo el manejo de la masa sanguínea y debe ser perfectamente funcional para evitar los mecanismos de estasis venosa. Un aumento en el volumen del hígado comprime la vena cava y crea un reflujo que promueve la aparición de hemorroides (y venas varicosas).

El tratamiento duró 3 meses y resultó en que perdí 2 kg. Al comienzo de la dieta, pesaba 52.2 kilogramos y luego 50.5 kilogramos para 1.70m. Permanecí vigilante para no ir por debajo de este límite de peso correspondiente a un IMC ya muy bajo de 17.5 (IMC = Peso / Altura^2).

Las instrucciones de comida eran muy restrictivas. Especialmente al principio. Me preguntaba cómo iba a salir de eso. Tuve que preparar mi almuerzo para el almuerzo y en ese momento nunca imaginé que podría. Hoy es un hábito que me parece obvio.

<u>El desayuno :</u>

- Sin cítricos, sin zumo de frutas

- Plátano triturado + una cucharadita de aceite de linaza o camelina + una cucharada o dos de polen de cistus fresco, fruta fresca de temporada o fruta seca y un pequeño puñado de semillas oleaginosas máximo + si es posible 1 cucharada de camu camu (marcas Purasana © barata, Guayapi © o Iswari ©) + si es posible ½ manojo de perejil.

Tenga en cuenta que las semillas oleaginosas son muy sabrosas, pero en grandes cantidades son muy malas para la función renal. No exceda un pequeño puñado por día.

El polen de Cistus conservado en estado fresco es el polen más rico en lactofermentos del tracto digestivo de la abeja. Los micronutrientes presentes en este polen lo convierten en un excelente aliado para restaurar su equilibrio interno en caso de fatiga persistente y / o trastornos intestinales. El polen de Cistus es naturalmente rico en vitaminas B2 y B3 que contribuyen al mantenimiento de las membranas mucosas normales, la reducción de la fatiga y un metabolismo energético normal. Además, también es rico en vitamina B9 y fuente de vitamina B6, hierro, zinc, selenio que contribuyen al funcionamiento normal del sistema inmune. Este tipo de polen se puede solicitar en el sitio web https://www.pollenergie.fr/, con el siguiente código de socio (75PM02) que le permitirá beneficiarse de una reducción en los costos de envío.

Tenga en cuenta que el polen de cistus fresco debe mantenerse en el congelador al recibirlo. Luego se puede comer como está con una cuchara fuera del congelador. Este polen creo que me ha ayudado considerablemente.

Mediodía :

- Vegetal 60%

- Proteína animal 30% : pescado, huevos, aves de corral (carne roja no más de una vez por semana)

- Alimentos ricos en almidón al 10% : preferiblemente sin gluten (favorezca la quinua, el trigo sarraceno, la papa, la batata, la calabaza, etc.).

El naturópata insistió en que mantengo la proteína animal debido a mi peso por debajo de las recomendaciones. Si hubiera sido vegetariano, habría sido necesaria una mayor vigilancia para la dieta con un control sanguíneo adecuado.

Merienda :

Fruta incluyendo cítricos si es la temporada.

<u>Cena :</u>

- Proteínas vegetales 10% : lentejas, garbanzos, arvejas, algas frescas o secas en escamas, champiñones, quinua, cáñamo sin cáscara.

- Comida con almidón : 20%

- Verduras : 70%

- Mezcla de aceites : oliva + colza (o lino / camelina)

- Hierbas aromáticas : perejil, cilantro

- Semillas de girasol, semillas de calabaza, semillas germinadas.

- Postre: fruta cocida

<u>En general, no se prefieren los complementos alimenticios. En teoría, el cuerpo debe poder encontrar todo lo que necesita en los alimentos.</u> Sin embargo, es complicado.

Siguiendo el consejo de mi naturópata, antes de cada comida tomaba gel de aloe vera (30 ml en un vaso pequeño de agua, de la marca PurAloé © o Aragan ©). No noté ningún efecto, pero es difícil saber si es este o aquel ingrediente, o tal combinación de ingredientes que contribuyeron a la cura.

Además, también tomé :

- Durante 2 meses de Desmodium en parafarmacia , lo que me dio un poco de eructos.

- durante 21 días las adiciones al sitio https://www.la-royale.com :

> Roy-eau Acido : 2 viales por la mañana (ejerce una acción favorable sobre el sistema ácido-base)

> Roy-eau Hepa : 2 viales la noche antes de la comida (apoya las funciones hepatodigestivas)

Por la mañana y sin comidas, beba té de hierbas una mezcla de bálsamo de limón, romero, tomillo.

El bálsamo de limón es particularmente útil contra el estrés, el insomnio y el exceso de trabajo. Es reconocido como antiespasmódico, antiviral, digestivo y efectivo contra la ansiedad. Las personas que están estreñidas y con hemorroides y fisuras anales a menudo están estresadas.

El romero tiene propiedades digestivas y diuréticas, y también ayuda a combatir infecciones.

El tomillo tiene propiedades espasmolíticas. Ayuda a aliviar las alteraciones intestinales como diarrea, hinchazón, flatulencia, diversas colopatías. Alivia una amplia gama de patologías respiratorias y también es antiséptico y antifúngico.

Mi cura de revitalización no habría sido completa sin un programa de ejercicios, el objetivo es sudar para desintoxicar el cuerpo.

La recomendación es reanudar la actividad física dos o tres veces por semana sin que sea intensiva para no agravar las hemorroides : deportes al aire libre en prioridad, entrenamiento cardiovascular moderado, especialmente caminar, nadar, suplementado con yoga y Pilates

Atención, podía ver en mí mismo cuando tenía elevaciones ácidas que la natación podría aumentarlos debido a una mezcla demasiado violenta del estómago (incluso en aquagym, en posición de pie).

Me ha resultado difícil volver a poner la actividad física en mi apretada agenda, pero es una necesidad vital.

Recuerdo la siguiente oración : " la silla mata ", el estilo de vida sedentario mata.

Decenas de enfermedades crónicas se ven favorecidas por el tiempo que pasan sentados y la inactividad física : el estilo de vida sedentario es uno de los factores de riesgo para las hemorroides.

Además de las crisis, es importante practicar actividad física regularmente. Esta actividad física facilitará el tránsito intestinal y limitará los ataques de hemorroides. En términos más generales, un estilo de vida sedentario aumenta el riesgo de cáncer en un 25%, hipertensión, obesidad, depresión, enfermedad de Alzheimer. El primer tratamiento para estas enfermedades es caminar. Los neurólogos dicen que la comida del cerebro es actividad física.

Por mi parte, trato de moverme durante todo el día sin hacer ningún esfuerzo físico violento :

- caminar (idealmente en marcha nórdica con movimiento de brazos y, si es posible, palos),

- Movimientos de Pilates para enderezar la espalda (y por lo tanto liberar la presión sobre el tracto digestivo, dando prioridad a los ejercicios realizados verticalmente),

- aquagym (no es necesario tomar clases, basta con moverse en el agua),

- cualquier movimiento de gimnasia / baile que permita desatar suavemente el cuerpo (en particular, el movimiento de baile del tipo de giro para el estreñimiento), también para llevar a cabo en el hogar. Esto es para restaurar la circulación en el cuerpo a diario.

Tenga cuidado en caso de una crisis hemorroidal severa, se recomienda prohibir toda actividad física y especialmente la más violenta (especialmente llevar cargas pesadas).

En caso de dolor, la respiración abdomino-diafragmática (a través del abdomen), las piernas cruzadas para descongestionar la pelvis pequeña puede ayudar. Esta es una oportunidad para una sesión de meditación.

Lo que me pareció más efectivo en esta dieta, que continúo hoy es el cambio de desayuno con el cese de muesli.

Sí, durante años he estado comiendo un buen muesli en leche de avena. Antes de ir al naturópata, ya tenía la sensación de que este muesli (muy simple sin azúcar agregada comprada en tiendas orgánicas) era un problema. Comencé a consumirlo en gachas (es decir, cocinado en agua o leche de avena), y noté una ligera reducción en los inconvenientes.

Además, un punto esencial del que nunca me desvío es tomar un sorbo de aceite por la mañana. Esto es lo que mejoró mucho mis heces. De hecho, la dureza de las heces se debió en gran medida a la ausencia de consumo de grasas buenas, según parece.

Segunda cura para mantener con el tiempo

Desayuno :

- Igual que rehabilitación

- Sin cítricos, sin zumo de frutas

- Plátano triturado + una cucharadita de aceite de linaza o camelina + una cucharada o dos de polen de cistus fresco, fruta fresca de temporada o fruta seca y un pequeño puñado de semillas oleaginosas máximo + si es posible 1 cucharada de camu camu (marcas Purasana © barata, Guayapi © o Iswari ©) + si es posible ½ manojo de perejil.

Mediodía

- Vegetales : 50%

- Proteínas vegetales o animales 30% : pescado, huevos, aves de corral (carne roja no más de una vez por semana)

- Alimentos con almidón 20% : preferiblemente sin gluten (prefiera arroz, quinua, trigo sarraceno, papa, camote, calabaza, etc.)

- 1 o 2 cucharadas de aceite vegetal

El naturópata insistió en que mantengo la proteína animal debido a mi peso por debajo de las recomendaciones.

Merienda :

- Frutas incluyendo cítricos si es la temporada.

- Algunas semillas / nueces en pequeñas cantidades.

Cena :

- 30% de alimentos ricos en almidón (batata, patata, calabaza, trigo sarraceno, etc.),

- 10% de proteínas vegetales (lentejas, garbanzos, frijoles, etc.),

- 60% de verduras,

- 1 o 2 cucharadas de aceite vegetal.

Té de hierbas:

Romero, bálsamo de limón, jengibre, hojas de grosella negra, durante todo el día durante tres meses y luego adaptar según sea necesario.

Además, completé esta nueva dieta con el siguiente tratamiento disponible en el sitio https://www.la-royale.com/ 10 días al mes durante dos meses:

- Complejo de circulación n ° 1 → 2 cápsulas 3x / día

- Complejo de circulación n ° 2 → 2 cápsulas 3x / día

La circulación complejo No. 1 corresponde a un cuadro de 200 cápsulas de gelatina que contiene 50% de la hoja de vid roja (vitis vinifera 125 mg), 20% hazel hoja de bruja (hamamelis virginiana 50 mg), 20% de la escoba de la raíz (ruscus aculeatus 50 mg) y 10% de floración de vara de oro (solidago virgaure 25 mg), en forma micronizada.

El complejo de circulación n ° 2 corresponde a una caja de 200 cápsulas dosificadas a 250 mg, que incluyen 125 mg de castaño de indias (semilla), 50 mg de Ginkgo biloba (hoja), 50 mg de trébol dulce (parte superior de floración) y 25 mg Viburnum (corteza) en forma micronizada.

A pesar de un tránsito regularizado con la dieta, todavía sufría de mis hemorroides, aunque mucho menos. Decidido a sanar y bajo la influencia de una intuición (para el hielo), decidí tomar las cosas en manos con una cura compuesta por los siguientes tres elementos:

- NEO FITOROID BIOPOMMADE ENDORECTALE ABOCA 40ML crema (recomendado por mi naturópata) durante dos meses. Esta crema contiene extractos liofilizados de Helichrysum floración superior fracción lipofílica (Helydol) y raíz de Fragon falso acebo; gel de hoja de Aloe Vera deshidratado ; solución acuosa de tapas de floración Helichrysum ; Extractos aceitosos de la parte superior de floración de la hierba de San Juan ; Aceite de jojoba; Manteca de karité; Aceites esenciales de Melaleuca , Ciprés y Menta.

- Inyección de la siguiente mezcla con pipetas :

    Aceite esencial de menta 2 ml

    Aceite esencial de ciprés siempre verde 2 ml

    Aceite esencial de pistacho Lentisk 1 ml

    Aceite vegetal de calofila inofilada 5 ml

Tenga en cuenta que esta receta que se encuentra en el sitio web de la revista " Alternative santé " se recomienda para uso externo (aplicación externa sobre hemorroides) y no interna como lo hice yo . Los aceites esenciales pueden ser tóxicos.

Por mi parte, tomé la iniciativa personal de inyectarlo internamente por vía rectal. El uso interno de esta mezcla no se recomienda sin consejo médico, los aceites esenciales pueden ser peligrosos para uso interno. Por supuesto, este tratamiento está prohibido para mujeres embarazadas. Por mi parte, me inyecté mañana y tarde el equivalente de 0.25 a 0.5 ml de esta mezcla durante uno o dos meses.

Yo mismo preparé esta mezcla. También fue posible pedirle a un farmacéutico o herbolario que lo hiciera. Obtuve todos los ingredientes y utensilios (botella, cilindro graduado, pipeta de polietileno) de Aroma-zone, por ejemplo.

El aceite esencial de menta es particularmente anestésico y analgésico. Calma la picazón. Es refrescante. Desempeña un papel bactericida y fungicida y también antiinflamatorio.

El aceite esencial de ciprés de hoja perenne es conocido desde hace mucho tiempo por sus excepcionales cualidades tónicas y circulatorias.

El aceite esencial de pistacho Lentisk es tradicionalmente conocido por sus propiedades descongestionantes y circulatorias.

El aceite vegetal de calofila también se llama "Tamanu". Es conocido por sus muchas propiedades, raras para un aceite vegetal: antiinflamatorio, curativo, antiinfeccioso, analgésico, estimulante de la circulación sanguínea. Me encanta este aceite que también me ayuda mucho para la rosácea en mi cara.

Encontré esta receta aquí en el sitio web de salud alternativa
https://www.alternativesante.fr/circulation/hemorroides -l-automedication-qui-marche -

- Por último, pero no menos importante : el uso de hielo.

Sí, creo que el helado me ayudó considerablemente, gratis. Incluso si hace sonreír a mi médico general e incluso a mi naturópata. Mantuve en mi congelador Tupperware de hielo para hacer cubitos de hielo muy grandes que puse en un recipiente con agua que hizo posible obtener un baño de asiento por debajo de 10 ° C. Me quedé todo el tiempo que pude (es decir, unos minutos como máximo), sentándome en esta agua fría y luego colocando la mezcla de aceites esenciales. Evité exponer mis genitales (no es fácil para una mujer). También probé el supositorio de hielo y, con mayor frecuencia, al final de la ducha, rocié con agua fría.

Después de dos meses de este tratamiento de shock, me sentí aliviado.

Idem tratamiento de desintoxicación.

Es absolutamente esencial, por supuesto, en todos los climas. Y, por supuesto, hidratarse.

Conclusión general

En conclusión, diría que este viaje requirió tiempo, buenos encuentros, dinero. Los arbitrajes presupuestarios son necesarios para poder tener alimentos de calidad. Las personas necesitadas no deben dudar en recoger en los mercados mientras esperan mejorar sus finanzas cuando sea posible. También recuerde consultar su reembolso mutuo por productos de automedicación y medicinas naturales.

Mejor hacer estos sacrificios que correr el riesgo de la cirugía.

La mayoría de las veces, su médico le recomendará un laxante y una crema de lidocaína (un anestésico) para aliviar sus convulsiones. Pero, al hacerlo, se trata la consecuencia sin tratar la causa del mal.

Glosario de plantas

La alcachofa es un cardo domesticado y cultivado. El que conocemos ha existido desde el final de la Edad Media en Europa. Sería un cardo transformado por los horticultores por selección. Es originaria del norte de África (Egipto e incluso Etiopía) y se dice que fue traída a Sicilia por los árabes. La alcachofa es una verdura rica en particular en polifenoles: como los flavonoides pero también los ácido-fenoles. Su actividad antioxidante sería excelente, especialmente frente a todas las demás verduras y también a la par de las bayas rojas como los arándanos, las moras o los arándanos. El caldo de alcachofa sería el vegetal más rico en polifenoles en la dieta, por delante del perejil y las coles de Bruselas. Se sabe que la alcachofa es hepatoprotectora, promueve la digestión y lucha contra el estreñimiento, particularmente crónica. La alcachofa también está compuesta de silimarina y flavanolignanos. Se dice que estas moléculas estimulan la regeneración del tejido hepático.

CISTE

Cistus son arbustos que crecen principalmente en el arco mediterráneo. Se aprecian los suelos secos, sino también de piedra caliza silícea y por supuesto soleado. Tienen la distinción de regenerarse e incluso multiplicarse, especialmente después de incendios frecuentes. Florecen desde la primavera hasta principios del verano. Rico en proteínas vegetales, fibras, aminoácidos, vitaminas, antioxidantes, el polen de jara es rico en nutrientes esenciales. Es notablemente el polen más rico en lactofermentos. Fortalece la flora intestinal, la primera barrera natural contra las agresiones externas y permite, entre otras cosas, luchar contra el estreñimiento.

CARDO MARIANO

El cardo mariano o la alcachofa silvestre es una planta grande, bienal, que suele superar el metro. El cardo mariano está compuesto de lípidos en las semillas, pero también de flavonolignanos, flavonoides, esteroles, derivados fenólicos, tocoferol y mucílagos. La Organización Mundial de la Salud (OMS) reconoce el uso de las semillas de esta planta para el tratamiento de enfermedades digestivas hepatobiliares.

DESMODIUM

El Desmodium es un conjunto de plantas tropicales herbáceas, arbustos o arbustos. El Desmodium se reconoce commme hepatoprotector : es por lo tanto aumenta la resistencia de las células del hígado, especialmente en casos de inflamación de origen tóxico o infeccioso, por ejemplo debido al tratamiento con fármacos o quimioterapia. También sería efectivo contra la hepatitis viral (por supuesto, en combinación con la terapia con medicamentos), particularmente al comienzo de la enfermedad.

FRAGON FALCEO ACEBO o PEQUEÑO ACEBO

El Fragon falceo acebo o pequeño acebo es una especie de arbusto que crece en el borde mediterráneo y en el área atlántica. El rizoma tiene propiedades circulatorias. De hecho, es un diurético y vasoconstrictor. Por eso tiene el sobrenombre de "planta de patas ligeras". También su raíz tiene características emolientes. También contiene un glucósido esteroide llamado ruscogenina . Esto se usa en ungüentos para hemorroides u ojeras y bolsas debajo de los ojos.

Las hojas de fresa se consideran tradicionalmente como un astringente ligero y, por lo tanto, se usan con frecuencia en infusiones con fines gastrointestinales. Su efecto está relacionado con la presencia de taninos.

GINKO BILBOA

El árbol de cuarenta ecus o albaricoquero plateado es una especie de árbol, el único representante de la familia Ginkgoaceae y de la división ginkgophyta. Es una especie pancrónica porque es la familia de árboles más antigua conocida. Habría aparecido antes de la AP p ha reído ción de los dinosaurios son más de 270 millones de años. Ginko es bien conocido en la medicina herbaria, principalmente por sus virtudes venotónicas, pero también vasodilatadora y neuroprotectora. El Ginkgo es parte de la cantidad de medicamentos y suplementos alimenticios disponibles en las farmacias (Ginkor fort, por ejemplo) destinados a fortalecer las funciones cerebrales, la memoria y la circulación sanguínea. En cambio, use formulaciones en forma hidroalcohólica.

Los Fumeterres son plantas que florecen hasta mediados del verano. Crecen en campos, lotes baldíos y también en los bordes de los caminos. El fumitory officinalis tendría varias virtudes especialmente depurativas en los riñones, la vesícula biliar y el hígado. Sería colagogo, di u rétique, colerético, tónico y laxante. Se usa para digestiones difíciles, pero también en muchas patologías de la piel como eccema (síndrome) y dermatitis atópica.

Hamamelis

El hamamelis (del griego hama , entero y melón , fruta o manzana) son arbustos de follaje nativos de América del Norte, Japón y China. Los amerindios tenían un uso tradicional adoptado por los colonos occidentales. La OMS reconoce el uso de hamamelis para tratar las venas varicosas y las hemorroides, así como los moretones, esguinces, heridas leves e inflamaciones locales de la piel y las membranas mucosas. ☐

INDIA MARRÓN

El castaño de indias o marrón es la semilla del castaño de indias común. No es comestible Se utiliza por sus propiedades venotónicas, especialmente en la preparación de tónicos venosos. Por supuesto, esta semilla no debe confundirse con la castaña comestible, fruto de la castaña.

MELILOTO

Los melilotes son plantas herbáceas muy visitadas por las abejas, anteriormente cultivadas como forraje. Sweet Clover es una planta medicinal cuyas flores se utilizan por sus propiedades antiinflamatorias y protectoras del sistema vascular y antiespasmódico.

 En fitoterapia, melilot se usa en forma de tintura madre para tratar ambas piernas pesadas, pero también sofocos y, por supuesto, para combatir los efectos indeseables de la menopausia gracias a su acción fluidificante en la sangre. Esto la convierte en una hierba interesante para las hemorroides.

El bálsamo de limón es una hierba perenne cuyo nombre proviene del griego que significa "hoja de abeja". También se llama "bálsamo de limón" o simplemente "hierba de limón". No debe confundirse con la hierba de limón utilizada en la cocina asiática. Una planta nativa del Mediterráneo oriental, el bálsamo de limón se ha extendido por toda la antigüedad en toda Europa. El bálsamo de limón se usa con mayor frecuencia por sus propiedades calmantes y relajantes, útil en casos de estrés relacionado con el estreñimiento y las hemorroides. De hecho, regula el impulso nervioso, que tiene una acción beneficiosa sobre la taquicardia. También también reduce los espasmos del estómago y el colon. Además, estas propiedades antifúngicas son interesantes. En infusión, el bálsamo de limón tiene un leve efecto sedante y también promueve la transpiración, útil para la eliminación de toxinas.

ORTHOSIPHON

Orthosiphon es un género de plantas de la familia Lamiaceae, a veces llamado té de Java debido a su origen indonesio. La hoja y la cabeza de la flor tienen propiedades diuréticas y colagógicas (facilita la eliminación de la bilis).

Colas de cereza se utilizan principalmente por sus propiedades de eliminación (diuréticos y purificar) bien conocido, sino también contra la inflamación del tracto urinario, cistitis y cólico renal. También son útiles para tratar el sobrepeso, para desintoxicar el cuerpo al promover el funcionamiento de los riñones. ☐

ROMERO

El romero es un arbusto de la familia Lamiaceae (Labiatae o), empujando en su hábitat natural en el Mediterráneo, en particular en el matorral árido y rocoso en suelos calcáreos. El romero ha sido usado empíricamente durante mucho tiempo en la medicina herbal. Los estudios modernos muestran los efectos del romero en diferentes partes del cuerpo. Es notablemente colerético y hepatoprotector. Estos efectos se han demostrado experimentalmente. Por lo tanto, el romero activa las funciones digestivas, en particular el trabajo de la vesícula biliar.

PENSAMIENTO SALVAJE

El pensamiento salvaje es una especie de planta herbácea, común en toda Europa. El pensamiento salvaje tiene una larga historia de uso en la medicina tradicional debido a sus propiedades antiinflamatorias. También es útil para el tratamiento de afecciones de la piel, inflamación de las membranas mucosas del tracto respiratorio. Tiene propiedades laxantes y depurativas, es decir, facilita la digestión y mejora la función de los órganos de eliminación, o las inmunidades como el hígado, la vesícula biliar, el riñón, la vejiga y los intestinos

SAUCO

Las flores de saúco se usan tradicionalmente para facilitar las funciones de eliminación urinaria y digestiva. Su acción " antiácida " está relacionada con su alto contenido de sales de calcio.

Tomillo

Como infusión, el tomillo es un desinfectante para el tracto digestivo, a menudo utilizado, por ejemplo, en combinación con salvia y romero. El tomillo alivia, por ejemplo, las digestiones difíciles. Esto también se puede usar para la enfermedad hepática. Es conocido contra la inflamación de la garganta, la inflamación de los senos paranasales y también contra los síntomas de la bronquitis o incluso la tos ferina. También se puede usar en enjuagues bucales en caso de inflamación de las encías y en gárgaras en caso de irritación de la garganta o angina. ¡Una planta con muchas virtudes!

□

TILO

La albura es la parte tierna de la corteza de tilo. Conocida por sus propiedades de drenaje, la albura estimula las municiones. Es recomendable en el tratamiento de cálculos biliares. El tilo se usa tradicionalmente para facilitar la eliminación, las funciones renales y digestivas.

□

Vara de oro

La vara de oro es un género de plantas con flores de la familia Asteraceae, comúnmente conocido como solidajes, o gavillas de oro que crece en América del Norte y Europa. Algunas de estas especies tienen fama de tener virtudes, especialmente en enfermedades renales. Rica en flavonoides de tipo vitamina P, la vara de oro también es útil en el tratamiento de las venas varicosas y, por lo tanto, de las hemorroides. Como tal, entra en la composición de especialidades médicas, especialmente en el Alemania.

VID ROJA

Durante varios siglos, las hojas de la vid roja se han utilizado en fitoterapia por su acción beneficiosa sobre los trastornos venosos. Las vides contienen múltiples taninos, caroteno, quercetina, quercitrina, azúcares, inosita, ácidos, colina, tartratos y caroteno. ¡Es una planta de primera elección para el tratamiento de hemorroides!

Los viburnums son arbustos o pequeños árboles plantados frecuentemente en jardines por el aspecto decorativo de sus flores, y sus frutos a menudo son muy apreciados por las aves. Se usan para el dolor menstrual, el prolapso del útero, también para períodos pesados o náuseas, trastornos de la menopausia. La prevención de los riesgos de abortos espontáneos y accidentes nerviosos durante el embarazo, el dolor posparto, el síndrome de piernas pesadas y, por supuesto, las hemorroides también pueden tratarse con viburnums.

Medidas de emergencia en resumen

En resumen, las medidas de emergencia que mantengo en caso de una crisis hemorroidal y estreñimiento:

<u>Para las hemorroides:</u>

- sin esfuerzo físico violento durante la crisis hemorroidal y luego reanudación de la actividad regular,

- realización de baños de asiento congelados mediante la protección de los genitales (analgésicos y vasoconstrictores),

- aplicación de las recomendaciones para alimentar el libro (y, en particular, sin especias, chocolate, alcohol), beber agua,

- aplicación de la siguiente mezcla para hemorroides:

    Aceite esencial de menta 2 ml

    Aceite esencial de ciprés siempre verde 2 ml

    Aceite esencial de pistacho Lentisk 1 ml

    Aceite vegetal de Calophylle inophyle 5 ml sujeto a consejo médico (prohibido para mujeres embarazadas).

Para el estreñimiento:

- ingesta inmediata de probióticos altamente dosificados, de buena calidad (mantenidos refrigerados en la farmacia),

- aplicación estricta de las recomendaciones de alimentación en este libro y beber mucho,

- moverse tanto como sea posible (twist dance),

- Permanezca un poco en cuclillas para favorecer la llegada de la silla de montar.

En ambos casos:

- consulta médica para tener un diagnóstico preciso (coraje, esto no es nada dramático),

- luego la aplicación de las recomendaciones mínimas de ejercicio físico y dietético del tratamiento de desintoxicación y el segundo tratamiento que se mantendrá a lo largo del tiempo para tratar las causas y no solo los síntomas, sujeto a asesoramiento médico.

Las fisuras anales toman tiempo para sanar. Debe ser paciente y tener la mejor dieta posible para ayudar al cuerpo a sanar.

En todos los casos, es esencial mantenerse relajado tanto como sea posible, especialmente al defecar. El estrés no ayuda.